LETTRE,

A MONSIEUR***

SUR

PLUSIEURS MALADIES

DES YEUX,

CAUSÉES PAR L'USAGE

DU ROUGE ET DU BLANC;

PAR M. DESHAIS GENDRON,

Docteur en Médecine de l'Université de Montpellier, Conseiller-Médecin du Roi près de son Grand-Conseil.

A PARIS.

M. DCC. LX.

LETTRE A MONSIEUR*** SUR PLUSIEURS MALADIES DES YEUX, CAUSÉES PAR L'USAGE DU ROUGE ET DU BLANC;

PAR *Monsieur* DESHAIS GENDRON, *Docteur en Médecine de l'Université de Montpellier, Conseiller-Médecin du Roi, près de son Grand-Conseil.*

VOUS voulez, MONSIEUR, que je mette par écrit les réflexions que je vous ai communiquées, sur l'usage du Blanc & du Rouge. Je souhaiterois que ces réflexions détournassent les femmes de cet usage pernicieux, qui altere leur santé, sans ajouter à leurs charmes.

Pour les convaincre de cette vérité, je vais

tracer d'après l'expérience, le tableau des accidens qu'ils produisent. S'ils ne se réunissent pas tous sur la même personne, souvent elle en éprouve un grand nombre.

Une jeune Demoiselle prête à entrer dans le monde, se présente avec un teint frais & uni, la pudeur & la modestie éclatent encore sur son visage. On la marie : son époux la promene avec éclat dans les cercles les plus brillans. Bientôt cette jeune Beauté suit les usages que la mode & le désir de plaire ont introduits. D'abord d'une main discrette, elle étend sur ses joues une légere nuance de Rouge ; on la loue : en effet elle est plus vive & plus belle. Flattée de ses premiers essais, son pinceau devient plus hardi ; elle s'écarte peu-à-peu de la nature qu'elle avoit si bien imitée. A des couches & à des nuances légeres, succédent des masses d'un rouge dur & foncé : son visage en est presque tout couvert. Quel déguisement ! Ses traits de pudeur & de modestie sont déja effacés ? Sa physionomie devient rude & hardie. Bientôt ce changement cause ses regrets. Le matin elle se leve pâle défigurée. Son miroir malheureusement trop fidele ne lui offre qu'un teint fanné, sec & plombé. Ses yeux sont entourés d'un cercle livide. Elle se croit malade ; elle le devient bientôt par les effets du Rouge. Elle commence à se plaindre de boutons, de fluxions au visage, aux gencives, de douleurs aux dents & à la tête ; ses yeux ainsi que ses paupiéres sont devenus rouges, gonflés, douloureux, avec écoulement de larmes. Sa bouche est remplie d'une salive abondante & fétide. L'émail de ses dents est détruit : elles tombent : & à peine soupçonne-t-on que le Rouge soit la cause de tant de ravages.

D'après ce tableau des effets dangereux du Rouge, quelle idée plus fâcheuse ne vous formerez-vous pas, M., de l'usage du Blanc, plus pernicieux encore ? Mais avant que d'entrer dans le détail de ces deux compositions, je parlerai de plusieurs maladies des yeux qu'elles ont occasionnées ; ensuite je ferai l'analyse des différentes matieres qui composent le Rouge & le Blanc ; j'expliquerai leur action, principalement sur les yeux, & enfin je terminerai cette Lettre par donner les moyens de se garantir de leurs fâcheuses impressions.

J'étois à Auteuil auprès de M. Gendron, * mon oncle, occupé à m'instruire, à observer & à traiter les différens malades qui venoient de toutes parts le consulter ; lors-

* Claude Deshais Gendron, Docteur en Médecine de l'Université de Montpellier, Médecin de feu MONSIEUR, frere du Roi Louis XIV. & de son A. R. Monseigneur le Duc d'Orléans, Régent du Royaume, mort à Auteuil le trois Septembre 1750. *Voyez le Dict. des Hom. Illust.*

qu'une jeune perſonne, d'un tempérament délicat vint le voir ; elle étoit d'une blancheur éclatante : elle ſe plaignoit de douleurs & d'élancemens dans les yeux, avec foibleſſe de vûe. La conjonctive étoit un peu enflammée & parſemée de vaiſſeaux variqueux; les paupiéres, ſurtout les bords, étoient rouges, gonflées, avec difficulté de les élever. Ces accidens augmentoient particuliérement le ſoir, lorſqu'elle s'étoit appliquée à la lecture. M. Gendron qui vit d'abord d'où procédoit le mal, ſans lui faire aucune queſtion, lui conſeilla de quitter le Rouge, le regardant comme la ſeule cauſe de ſon indiſpoſition. Cette déciſion courte & préciſe lui déplut. Elle n'y voulut point ſouſcrire, & fit uſage de différens collyres qu'on lui preſcrivit : mais leur inutilité la fit revenir de ſon erreur. Elle quitta ſon Rouge, & ſes yeux furent guéris.

Une autre femme de qualité, déja ſurannée, vint auſſi le conſulter. Elle reſſentoit des douleurs dans le globe de l'œil & même aux environs de l'orbite. La conjonctive étoit très-peu rouge. La cornée tranſparente étoit terne & nébuleuſe. A travers cette membrane, on appercevoit la prunelle un peu dilatée, & ſes mouvemens de dilatation & de contraction ſe faiſoient fort lentement. Elle voyoit les objets avec difficulté, & elle craignoit de perdre tout-à-fait la vûe. M. Gendron la raſſura sur ses inquiétudes. Il lui conseilla de quitter entiérement le Rouge & le Blanc. Il lui ordonna de se faire raser la tête; d'y répandre de tems en tems de l'eau de-vie; d'exposer ses yeux à la vapeur du lait chaud, & de s'en laver même le visage. Elle suivit exactement des remédes si simples; ils eurent tout le succès désiré, & la malade guérit en très-peu de tems.

Ces deux observations ne suffiroient-elles pas, Monsieur, pour faire connoître quelles impressions l'usage du fard peut faire sur les yeux ? Certaines personnes peuvent en être plus affectées que d'autres, particuliérement celles qui ont la peau très-fine, qui transpirent peu, & qui ont eu mal aux yeux dans leur jeunesse.

Je connois une Demoiselle à qui le Rouge, ou même la pommade de concombre, occasionne en peu de tems une légere ophthalmie (*a*), qui se dissipe le lendemain, dès qu'elle s'est lavé le visage. J'ai été témoin plusieurs fois de ces fluxions; & je n'en ai découvert la cause, qu'après plusieurs épreuves que j'ai suivies avec attention.

J'ai guéri une femme de la Cour d'un *Epiphora* ou larmoyement presque continuel, qui augmentoit sur-tout le soir; & pour cela

(*a*) Rougeur de l'œil.

je lui ai conſeillé de ſe priver entiérement de ſon Rouge.

Une autre avoit depuis long-tems le bord des paupiéres rouges avec un prurit (*a*) continuel qui la faiſoit clignoter, répandre des larmes en abondance ; ce qui l'empêchoit de voir les objets diſtinctement. Après s'être ſervie ſans aucun ſuccès de différens collyres que de certains Oculiſtes, des Religieux, des bonnes-femmes lui avoient donnés, elle me conſulta ſur ſon indiſpoſition. Je décidai qu'elle étoit occaſionnée par l'uſage du Rouge qui, en bouchant les pores de la peau, arrêtoit l'inſenſible tranſpiration & la faiſoit refluer ſur les yeux. Cette déciſion, quoique nouvelle, lui fit prendre la réſolution de quitter ſon Rouge ; elle alla à la campagne, la rougeur de ſes paupiéres & ſon larmoyement ſe diſſiperent, ſans qu'elle fît uſage d'aucun reméde (*b*).

Il ſeroit inutile, Monſieur, de vous rapporter un plus grand nombre d'obſervations ſur les effets du Rouge & du Blanc. Permettez-moi d'entrer dans le détail de leur compoſition.

(*a*) Demangeaiſon.

(*b*) J'aurois pû rapporter d'autres obſervations que j'ai trouvées dans les manuſcrits de M. Gendron, qu'il m'a légués ; elles trouveront leur place dans un traité particulier ſur les maladies des yeux, que je donnerai inceſſamment au Public.

Le Cinnabre, soit artificiel, soit naturel, est un minéral chargé de soufre & de mercure qui devient plus beau par la sublimation.

Le Minium est du plomb calciné au feu de réverbere pendant trois à quatre heures; ces deux minéraux, passés au porphyre, deviennent d'un Rouge beaucoup plus éclatant, qu'on appelle vulgairement *Vermillon*.

Le Carmin qui est regardé comme le plus beau Rouge & le moins malfaisant, se prépare avec la cochenille, le santal rouge, le bois de Fernambouc. On prend une de ces matieres; on la laisse en digestion pendant plusieurs jours dans du vinaigre ou de l'eau; on fait bouillir le tout pendant quelque tems; ensuite on y ajoute une certaine quantité d'alun, de sorte que l'alun est au moins à la cochenille ou au santal rouge, &c. comme un est à trois. *

Les Blancs, soit en pommades, ou en liqueurs, sont en grand nombre. Je ne parlerai que du bismuth, de la céruse & du sel de Saturne, qui sont le plus en usage.

Le Bismuth, ou étain de glace, qui fait le

* Je ne prétends point donner ici la composition parfaite du Carmin, mais seulement faire connoître les matieres qui le composent, afin de pouvoir mieux me faire entendre sur l'explication des accidens qu'il peut produire sur la peau & sur les yeux.

plus beau Blanc, eſt un demi-métal chargé de beaucoup d'arſenic; on en fait une diſſolution avec de l'eau forte : on jette la diſſolution dans l'eau ſimple qui devient trouble. Il ſe précipite au fond une poudre très-blanche qu'on ramaſſe.

La Céruſe eſt du plomb préparé par le moyen du vinaigre dont on lui fait recevoir la vapeur; il ſe convertit en une rouillure blanche que l'on conſerve.

Le Sel de Saturne eſt une cryſtalliſation qui ſe fait par l'évaporation du vinaigre, dans lequel on réduit en poudre du blanc de plomb.

En faiſant réflexion, Monſieur, ſur ces matieres, on verra par l'analyſe combien elles peuvent être dangereuſes. Les perſonnes qui ſe ſervent de Rouge, ne peuvent parvenir à le faire tenir dans les ſillons cutanés, que par une ſorte de friction faite au moyen du pinceau, qui en ouvrant les pores, excite une dilatation des vaiſſeaux & une eſpece d'inflammation. Si l'on conſidére anatomiquement le tiſſu de la peau qui eſt dans les femmes ſi fin, ſi délié, on verra qu'il eſt un compoſé de fibres vaſculaires, tendineuſes, membraneuſes, nerveuſes, entrelacées les unes dans les autres; revêtu à l'extérieur d'une toile très-mince, remplie d'une infinité de petites ouvertures, qu'on apperçoit facilement au moyen du microſcope, & qui donne paſſage à la tranſpiration, à la ſueur & à l'intromiſſion des remédes topiques.

Par cette deſcription ſimple, il eſt aiſé de concevoir que les pores & veines capillaires de la peau, étant doués d'une force d'attraction & de ſuccion, les molécules du cinnabre, ou plutôt les globules du mercure atténués à l'infini, pénétrent par leur diviſibilité à travers les petites ouvertures imperceptibles : par ſon affinité avec la lymphe & la ſalive, le mercure ſe portera ſur les glandes ſalivaires ou ſur celles des yeux ; par ſa gravité, il dilatera les tuyaux excrétoires de ces glandes : de-là un crachotement, un larmoyement plus ou moins abondans.

La dilatation des vaiſſeaux excrétoires des glandes de la ſalive & des yeux, ne peut ſe faire ſans que les globules du mercure qui les pénétrent, n'excitent un frottement, & une action plus grande des ſolides ſur les fluides, & ne développent avec beaucoup de force les particules électriques contenues dans le ſang & la lymphe.

Il s'enſuivra que les femmes qui font uſage de ce Rouge, reſſentiront de la chaleur & de l'ardeur dans la bouche & le goſier ; que la ſalive altérée par la chaleur, corrompra la pureté d'une haleine naturellement douce ; que les gencives deviendront enflammées, les dents douloureuſes, & que leur émail ſera bientôt détruit.

Il ſe paſſera la même choſe dans les petits tuyaux excrétoires des larmes & de la chaſſie, dans leſquels les mêmes mouvemens & les mêmes impreſſions feront éprouver aux yeux & aux paupiéres les mêmes accidens de chaleur, rougeur, cuiſſon, douleur, & enfin l'écoulement des larmes.

Ne ſoyez donc pas ſurpris, Monſieur, d'entendre ſi ſouvent celles qui font uſage habituellement du Rouge ſe plaindre de douleurs de tête, de maux de gorge, de chaleur & de cuiſſon dans les yeux, de fluxions & éryſipeles ſur le viſage, & de maux de dents que tout l'art des Dentiſtes ne peut guérir.

Je n'ai rendu compte juſqu'ici que des effets méchaniques des molécules du cinnabre qui pénétrent à travers les pores de la peau. Afin de ne me point écarter de mon objet, je tâcherai de démontrer comment les coſmétiques * dont je traite, agiſſent en irritant les fibres membraneuſes & nerveuſes de la peau, & produiſent pluſieurs maladies des yeux.

La Chymie nous apprend, que plus une matiere eſt expoſée à l'action du feu, plus elle eſt âcre, pénétrante, & plus elle participe même de la cauſticité : or le cinnabre & le minium

* On appelle coſmétiques tout ce qui ſert à l'embelliſſement de la peau.

ne deviennent d'un beau rouge qu'autant qu'ils ont été ſublimés ; par les mêmes principes , ces fards agiront ſur le tiſſu de la peau des joues , en les agaçant , irritant , & deſſéchant les fibres qui le compoſent.

Les houpes nerveuſes de la peau étant irritées , agacées par l'adhéſion des molécules ſubtiles & âcres des Rouges , les filets nerveux d'où elles dérivent ſeront atteints des mêmes ſenſations ; & comme les nerfs de l'œil fourniſſent une infinité de branches qui ſe répandent ſur les joues & la mâchoire , par communication les yeux ſe reſſentiront de leurs irritations : de-là les ſymptômes de la douleur , l'inflammation de cet organe , &c.

Ses effets ne doivent pas ſeulement ſe rapporter aux parties malfaiſantes du cinnabre & du minium , dont la plupart des Rouges ſont compoſés. Le Carmin qui paſſe pour le plus beau fard & le moins nuiſible à la peau , y cauſe cependant de l'altération. Pour en être perſuadé , il ne faut que faire attention aux acides * dont il eſt pénétré , qui criſpent & agacent également les houpes nerveuſes de la peau. Une autre preuve encore plus convaincante , c'eſt que les femmes qui ſe ſervoient du Rouge de Portugal en taſſe , comme étant le plus beau & le plus haut en couleur , l'ont preſque toutes abandonné , à cauſe des

* L'alun.

demangeaiſons & des boutons qu'il produit ſur la peau.

Je ne me ſuis attaché juſqu'ici qu'à vous rendre compte, Monſieur, des effets du Rouge. Dans quel détail ne ſerois-je pas obligé d'entrer, s'il me falloit donner l'explication des accidens occaſionnés par les Blancs? Réfléchiſſez ſur leur baſe, vous ne trouverez dans leurs compoſitions que poiſons, que corroſifs, que deſſicatifs, aſtringens. Quel préjudice ne doivent-ils pas cauſer ſur le tiſſu de la peau des femmes, tendre & délicate? Ne pourroit on pas aller plus loin, & avancer avec une eſpece de certitude, que ces mêmes Blancs appliqués continuellement ſur le viſage, le col & la table de la poitrine, pénétrent par les pores & agiſſent peu à peu ſur la ſubſtance ſpongieuſe du poulmon, ou ſur la membrane qui l'enveloppe? Je conviens que les maladies de la poitrine peuvent naître d'une infinité d'autres cauſes; mais comme ces maladies n'attaquent que trop ſouvent des femmes du plus haut rang, l'uſage du Blanc ne pourroit-il pas en être ſouvent une cauſe? Les preuves de ce que j'avance seront inconteſtables, ſi l'on fait attention à l'inſenſible tranſpiration qui, étant arrêtée par ces matieres emplaſtiques, reflue néceſſairement ſur les poulmons.

Pour éclaircir & prouver ce fait, je

vais examiner en général les effets que produisent le Blanc & le Rouge, en arrêtant le cours de l'insensible transpiration.

Tout le monde connoît cette vapeur ou exhalaison qui sort imperceptiblement par les pores de la peau. Si on applique le bout des doigts ou la joue, sur un miroir ou corps poli, on voit sur la surface de ces corps une vapeur condensée en une espece de rosée.

Léwenhoëc, au moyen du microscope, a découvert que dans l'espace que pourroit tenir un grain de sable, il y avoit plus de 25000 pores.

M. Wenslow nous a rendu en quelque maniére cette vapeur sensible à la vûe; depuis la sortie des pores, jusqu'à un demi-pied de distance, en regardant l'ombre de la tête nue sur une muraille blanche, éclairée d'un beau soleil, principalement en Eté, on apperçoit une vapeur semblable à celle des charbons ardens.

Sanctorius a observé que cette évacuation imperceptible d'une journée égaloit toutes les autres évacuations sensibles de quinze jours,

Tout ce que l'expérience nous a pû apprendre sur la qualité de cette vapeur insensible, se réduit à juger, par analogie, que cette évacuation différe très-peu de l'urine; qu'elle contient beaucoup d'eau, d'huile, de parties salines & sulfureuses.

Elle eſt regardée comme une décharge particuliere de la féroſité du ſang par les vaiſſeaux capillaires de la peau, laquelle féroſité entraîne avec elle une quantité de parties ſalines mêlées avec la matiere ſubtile, & ce qui ne peut s'échapper par les pores, eſt rejetté en forme liquide par les couloirs de l'urine, de la ſalive, des larmes, &c.

Après toutes les expériences & obſervations des plus habiles Médecins ſur la néceſſité abſolue de cette évacuation inſenſible, & ſur les avantages que la nature en reçoit, il eſt évident qu'étant ſupprimée, elle doit produire une altération dans la maſſe du ſang, ou un changement dans les couloirs où elle s'arrête.

De l'application du Rouge & du Blanc, il s'enſuit que les petits trous imperceptibles d'où ſort l'inſenſible tranſpiration étant bouchés, cette matiere exhalante s'arrêtera dans les tuyaux excrétoires de la peau, ou ſera repriſe par la voie de la circulation.

Si cette évaporation s'arrête dans les vaiſſeaux excrétoires de la peau, elle excitera par ſon féjour un prurit, un gonflement & irritation ſur les houpes nerveuſes & glanduleuſes de la peau : de là des demangeaiſons, boutons, inflammations, fluxions éryſipélateuſes, dartreuſes, douleurs, rhumatiſmes qui ſe feront ſentir à la tête, aux joues, à la bouche, & ſe communiqueront aux yeux.

D'un autre côté, comme l'épiderme eſt adhérent aux mammelons & au corps réticulaire, dont les fibres ſont ſi fines, qu'elles s'inſinuent juſqu'aux glandes cutanées, les orifices imperceptibles de cette membrane étant bouchés, elle ne recevra plus la nourriture qu'elle tire des mammelons; elle ſe détachera, tombera ſous la forme d'écailles, ou de farine: la peau du viſage deviendra plus ſéche & ridée.

Si au contraire cette évacuation inſenſible rentre dans la circulation par les vaiſſeaux abſorbans, il ſe fera une métaſtaſe, ou tranſport de cette matiere ſubtile ſur les parties les plus voiſines & les plus foibles: les yeux, les glandes du goſier, celles de la ſalive, du nez, ainſi que la membrane & la ſubſtance des poulmons, ſe trouveront affectés.

C'eſt auſſi à la ſuppreſſion de l'inſenſible tranſpiration qu'il faut attribuer le cercle livide & la bouffiſſure des yeux: par cette matiere arrêtée, la plénitude deviendra plus grande dans ces parties, les membranes communes des yeux foibles & délicats céderont facilement à cet engorgement.

Une plus grande explication ſur les effets du Rouge & du Blanc deviendroit ennuyeuſe. Avant que de donner les moyens de s'en préſerver, permettez-moi, Monſieur, de répondre à une objection importante que l'on pourroit me faire ; que si les femmes par l'usage de leurs fards étoient susceptibles d'affections des yeux, ces maladies deviendroient les plus communes & les plus importantes de la Médecine.

Je répondrai que malgré l'habitude qu'elles ont contractée de couvrir leur visage de ces fards, il ne doit pas s'ensuivre qu'elles soient toutes atteintes des maladies des yeux. Faites attention, Monsieur, aux autres accidens dont j'ai parlé : ce sont tantôt demangeaisons, boutons, dartres au visage ; tantôt excrétions abondantes de salive, de mucus, * excoriations de la membrane pituitaire, maux de gorge, migraine, douleurs de gencives & de dents ; de-là l'action des cosmétiques s'étant portée sur une de ces parties, les yeux auront beaucoup moins à craindre.

Je crois avoir suffisamment démontré, que non-seulement cet éclat emprunté altéroit la santé, mais encore la fraîcheur du teint. Après toutes ces preuves convaincantes, qui malheureusement sont appuyées de trop d'exemples, ne seroit-il pas plus avantageux aux femmes qu'elles s'en privassent entiérement ? Mais comme on ne peut espérer qu'elles en perdent l'habitude, cet usage

* Humeur pituitaire qui sort du nez.

étant une espece de maladie endémique, qui de la Cour & de la Ville s'est répandue jusques dans les Provinces, occupés seulement des devoirs de notre état, nous bornerons tous nos soins à indiquer les moyens de se préserver de leurs suites fâcheuses.

Or il sera facile d'en arrêter le cours, si l'on fait attention que ces fards agissent en irritant, séchant la peau & interceptant l'insensible transpiration. Par conséquent, les liqueurs ou pommades qui en émousseront toutes les pointes âcres, & qui nourriront les fibres de la peau, sans en boucher les pores & arrêter l'insensible transpiration, seront très-convenables.

Les femmes ne laisseront leur fard que le moins de tems qu'elles pourront, & se laveront ensuite avec de l'eau de riz, d'orge perlée, de lentilles, de veau, de lys, de lait, d'amandes douces ou ameres, &c.

Pour ce qui est des onctueux ou huileux, elles feront faire des pommades avec la toile de veau, le baume de la Mecque, l'huile d'amandes douces récentes, le baume blanc, le beurre de Mai, le cacao, le blanc de baleine, l'huile des quatre semences froides, de Béen, &c. *

* Je ne donne ici que des vûes générales pour se garantir de l'action des fards. Il nous manque un Traité circonstancié sur l'usage des cosmétiques. Il seroit à

Tous ces cosmétiques ne doivent pas être employés indifféremment. Il est des Dames dont la peau ne peut souffrir les onctueux ; d'autres au contraire s'en accommodent. Ceci dépend de leurs tempéramens & de la disposition des fibres de leur peau, qui sont dans les unes plus lâches, plus foibles, & qui ont dans les autres le tissu plus serré & plus sec.

Je connois plusieurs Dames très-brunes qui ont acquis peu à peu plus d'éclat dans le teint. Elles se servoient fréquemment des bains domestiques, se lavoient le visage tantôt avec de l'esprit de vin, tantôt avec le lait virginal, & enfin avec des eaux distillées de mouron, d'argentine, de fleurs de féves, &c.

Cela ne paroîtra pas surprenant, si l'on fait attention que les brunes ont ordinairement la peau plus grasse & plus huileuse ; ce qui la rend plus douce au toucher : ces eaux détersives & pénétrantes enlevant cette espéce de vernis qui la couvre, & excitant une plus grande transpiration, elle peut acquérir insensiblement cette transparence.

Ces moyens simples ne sont-ils pas préférables à tous ces Blancs qui sont autant de limes sourdes, qui sillonnent insensiblement

souhaiter que quelque Médecin habile en fît un complet.

la peau, & détruiſent la délicateſſe des traits du viſage ?

Si mes réflexions, M., parviennent juſques ſur les toilettes des Dames, pourront-elles, après cela, donner leur confiance à cette multitude d'Empiriques qui, par l'appas du gain, ne ſe font aucun ſcrupule de ſacrifier à leur cupidité les charmes & la ſanté d'un ſexe ſi chéri du nôtre, & qui a été créé pour l'être ?

Auſſi liſons-nous dans l'hiſtoire de la Médecine que Galien (*a*), Paul Æginète, Aëtius, ont recueilli en faveur des femmes nombre de compoſitions tirées d'un livre attribué à Cléopatre (*b*), Reine d'Egypte; & Jerôme Mercurial (*c*), Médecin de Padoue, nous a laiſſé un traité qui donne de grandes idées ſur cette matiere. Tant il eſt vrai que le beau ſexe s'eſt toujours attiré les hommages, les attentions & les recherches des hommes les plus célébres.

Je ſuis, &c.

(a) *De compoſitione medicam. local. lib.* 1. *cap.* 15. ℣. 8. *lib.* 4. *cap.* 7.

(b) *Cleopatræ Gynæſiorum libri, &c.*

(c) *De decoratione, lib. non ſolùm Medicis & Philoſophis, verùm etiam omnium diſciplinarum ſtudioſis apprimè utilis. Francofurt.* 1587.

ROUGE VÉGÉTAL

Pour la toilette des Dames.

LE Sr COLLIN, Auteur du Rouge Végétal, seul approuvé par l'Académie Royale des Sciences, a l'honneur de donner avis aux Dames, qu'il a toujours un de ses Bureaux, pour la distribution de son Rouge, chez M. RINGARD, (*a*) Baigneur, rue Guénégaud, la premiére porte cochére à gauche, par le Pont-Neuf. A sa porte se trouve un Tableau indicatif. Ce même Bureau a cinq autres sous-Bureaux, qui sont également bien fournis : sçavoir, un dans le quartier Saint-Germain des Prés ; un à *Versailles* ; un à *Amiens* ; un à *Rouen*, chez M. GRISEL, Marchand Bijoutier, vis-à-vis la Cathédrale ; & un à *Bruxelles*.

Il y a des Pots à 3, à 6 & à 12 liv. toujours de même nature, mais dont la finesse différe en raison du prix. Chacun de ces

(*a*) *Les Dames qui voudront faire usage dudit Rouge, sont priées d'en donner avis par la voie de la petite Poste, au sieur* RINGARD, *lequel à l'instant aura l'honneur d'envoyer ou de se transporter chez elles.*

Ledit sieur RINGARD *se charge aussi de tous les envois pour la Province.*

Pots eſt traverſé par une étiquette imprimée, portant ces mots : *Rouge Végétal du ſieur* Collin, *ſeul approuvé par l'Académie Royale des Sciences*. Sur cette étiquette eſt écrit en lettres rouges le prix de chaque Pot, elle eſt cachetée par les deux bouts, de l'empreinte d'une tête antique. L'Auteur fabrique ce Rouge ſous toutes ſortes de nuances, & le rend plus ou moins tenace au gré des Dames.

EXTRAIT

Des Regiſtres de l'Académie Royale des Sciences.

Du 7 Mars 1772.

NOUS avons examiné par ordre de l'Académie un Rouge à l'uſage des Dames, préſenté par M. COLLIN, comme ne contenant rien de nuiſible à la ſanté ni à la peau.

M. COLLIN nous ayant confié la compoſition de ſon Rouge, & cette recette ſe trouvant d'accord avec les épreuves que nous en avons faites, il en réſulte qu'il ne contient aucune matiére qui puiſſe nuire à la ſanté ou offenſer la peau : avantage que n'ont pas toutes les compoſitions qu'on a faites juſqu'à préſent pour la toilette des Dames ; car dans le grand nombre de ces Rouges, il eſt certain qu'il s'en trouve plusieurs qui contiennent du blanc de plomb, ou de bismuth, du minium, du cinabre broyé ou vermillon & autres drogues malfaisantes ou du moins très-suspectes.

Nous pensons que le Rouge présenté par M. COLLIN, *vaut mieux que tous ceux dont nous venons de parler*, & que l'Auteur est louable d'avoir cherché à en composer un dans lequel il n'entrât rien de nuisible, quoiqu'on en puisse peut-être trouver chez des Marchands, qui ne contiennent rien de nuisible, de même que celui de M. COLLIN.

Signés, BOURDELIN & MACQUER.

Je certifie l'extrait ci-dessus conforme à son original & au jugement de l'Académie. A Paris le 10 Janvier 1773.

Signé, GRANDJEAN DE FOUCHY,

Secrétaire perpétuel de l'Académie Royale des Sciences.

Vû l'Approbat. permis d'impr. ce 2 Juillet 1776.
LE NOIR.

De l'Imprimerie de la Veuve HERISSANT, rue neuve Notre-Dame.

www.ingramcontent.com/pod-product-compliance
Ingram Content Group UK Ltd.
Pitfield, Milton Keynes, MK11 3LW, UK
UKHW021042260726
13994UKWH00005B/2305